DE LA

CAUTÉRISATION LINÉAIRE

DES PAUPIÈRES

CONTRE LE

BLÉPHAROSPASME ET L'ENTROPION

DE LA
CAUTÉRISATION LINÉAIRE
DES PAUPIÈRES

CONTRE LE

BLEPHAROSPASME ET L'ENTROPION

PAR

MM. ROUTIER et ARNOZAN

Internes des hôpitaux.

(Extrait du journal *la France médicale* du 6 et 10 mars 1878.)

PARIS

V. A. DELAHAYE ET Cᵒ, LIBRAIRES-ÉDITEURS

PLACE DE L'ÉCOLE-DE-MÉDECINE.

1878

DE LA

CAUTÉRISATION LINÉAIRE

DES PAUPIÈRES

CONTRE LE

BLÉPHAROSPASME ET L'ENTROPION

Le renversement en dedans du bord libre des paupières est une des complications les plus fréquentes et en même temps les plus fâcheuses des affections superficielles de l'œil. Dès notre arrivée dans son service, le Dr Cusco attirait notre attention sur cet accident et nous invitait à étudier la méthode par laquelle il cherche à le combattre. C'est le résultat de ses enseignements et de nos observations sur ce point que nous publions aujourd'hui.

La photophobie, symptôme à peu près constant dans les lésions cornéennes, oblige le malade à fermer ses yeux énergiquement pour les dérober à l'action de la lumière. Dans quelques cas, une simple lésion de la conjonctive détermine aussi l'occlusion permanente des paupières. L'orbiculaire semble se comporter alors comme le sphincter anal dans les cas de fissure : il se contracture sous l'influence d'une altération superficielle de la muqueuse dont il est revêtu. Ce blépharospasme, peu grave en apparence, change singulièrement dans certains cas la marche des affections qui l'ont produit. Il peut, en effet, passer pour ainsi dire, à l'état chronique ; il entretient alors du côté de l'œil un état congestif qui nuit à l'évolution de la maladie ; d'autre part il amène le renversement en dedans du bord libre des paupières, et dirigeant les cils vers le globe oculaire, fait de ces organes un moyen d'irritation continuelle. On est alors dans un cercle vicieux : la lésion primitive a produit le blépharospasme, qui à son tour l'entretient et l'augmente. A la longue les contractions réitérées de l'orbiculaire finissent par faire basculer les cartilages tarses, et plus tard même des rétractions fibreuses se produisent à la suite d'inflammations prolongées des paupières et immobilisent celles-ci dans leur position anormale. Photophobie, blépharospasme, entropion, sont donc les trois termes d'une même gradation ; si on permet aux lésions d'évoluer, elles aboutiront au dernier qui est une difformité définitive : il importe donc de les combattre.

La plupart des auteurs s'accordent à reconnaître deux méthodes de traitement. Une première consiste à combattre directement l'affection primitive, sans autrement s'inquiéter du blépharospasme. « Sublata causa tollitur effectus. » Mais la pratique vient le plus souvent donner un démenti au vieil adage : l'irritation entretenue par la contracture rend inefficaces toutes les médications qui s'adressent à l'affection oculaire.

D'après la seconde méthode, on attaque directement le blépharospasme ou l'entropion : rien n'est plus facile, ce symptôme éliminé, que la cure des affections conjonctivales ou cornéennes qui l'avaient précédé. Nous n'énumèrerons pas ici les pommades diverses, les applications locales : nous signalerons seulement la section ou la compression de certaines branches du trijumeau, ainsi que la section sous-cutanée de l'orbiculaire ; nous rappellerons aussi les cautérisations des paupières au fer rouge pratiquées par Delpech et l'emploi des caustiques préconisé par Quadri. Les premiers moyens étaient opposés au spasme musculaire ; les seconds, aux rétractions cicatricielles.

Nous montrerons plus tard combien ces opérations étaient difficiles au point de vue de l'exécution ; contentons-nous pour le moment de dire qu'elles étaient le plus fréquemment incertaines au point de vue du résultat. Persuadé de leur insuffisance, M. Cusco a cherché de nouveaux procédés et a fini par adopter la thérapeutique suivante. Il soumet ses malades pendant plusieurs jours à l'usage du bromure de potassium (2 à 3 gr. en 24 h.). Ce puissant sédatif triomphe des cas récents et bénins ; mais s'il s'agit d'un spasme invétéré ou d'un entropion cicatriciel, le chirurgien de l'Hôtel-Dieu n'hésite pas à pratiquer la cautérisation linéaire des paupières au moyen du thermocautère.

Voici en quoi consiste l'opération :

Le malade est endormi à l'aide du chloroforme, l'anesthésie et la résolution musculaire doivent être absolues ; par la première on prévient les contractions brusques et irrégulières de l'orbiculaire que la douleur ne manquerait pas de déterminer par action réflexe au moment de l'opération ; la seconde permet d'étaler librement la paupière. Cette manœuvre s'exécute de la façon suivante : un aide essuie rapidement les larmes ou les liquides qui mouillent les paupières et rendent glissante la surface de la peau ; il applique un doigt à 1 centimètre ou 1 centimètre et demi en dehors de l'angle externe de l'œil et attire fortement les téguments en dehors ; en même temps deux ou trois doigts de l'autre main appliqués sur le bord adhérent de la paupière l'attirent en haut ou en bas suivant qu'on agit sur la supérieure ou l'inférieure. Elle se trouve alors pleinement étalée, et le bord libre que le blépharospasme entraînait vers le cul-de-sac conjonctival est ramené à l'extérieur ; alors seulement le chirurgien peut agir ; il a choisi une lame de thermo-cautère très-mince et un peu allongée, qu'on a porté au rouge pendant que s'exécutaient les préliminaires de l'opération, il la dirige perpendiculairement à la surface de la peau et trace en l'y appuyant légèrement une ligne qui mesure toute la longueur du bord libre des paupières et qui doit se maintenir à 3 ou 4 millimètres de la ligne d'implantation des cils.

Malgré sa simplicité apparente, cette opération est, il faut l'avouer, d'une exécution assez délicate : pour peu, en effet, que l'on incline le cautère en haut ou en bas, on met une de ses faces en contact avec la peau et on détermine une brûlure plus large que la simple ligne que l'on doit tracer. En outre la cautérisation doit intéresser toute l'épaisseur de la peau et atteindre dans tout son trajet la même profondeur. Cette manœuvre, exécutée sans point d'appui, avec un instrument dont le manche est assez long, demande pour être correctement faite une main exercée.

On se demandera peut-être quelle différence essentielle il y a entre cette cautérisation et l'application du fer rouge ou des caustiques telle qu'on la pratiquait autrefois, et l'on sera tenté de croire que la méthode de M. Cusco n'est en réalité que la rénovation d'une méthode oubliée. Il n'en est rien pourtant.

Les caustiques, en effet, exigeaient plusieurs applications, et c'était seulement après avoir promené pendant quatre ou cinq jours un pinceau imbibé d'acide sulfurique sur les paupières malades que celles-ci présentaient enfin l'eschare désirée. Quant au fer rouge il était presque impossible de bien mesurer son action ; et le rayonnement déterminait toujours une brûlure étendue au delà des points touchés par le cautère. De là des eschares trop profondes ou trop larges et des cicatrices à l'avenant.

Action trop lente dans un cas, trop étendue dans l'autre : tels étaient les inconvénients que présentait la cautérisation d'autrefois et qu'évite aujourd'hui l'emploi du thermo-cautère. Ici, en effet, une seule opération suffit. L'absence de rayonnement du couteau thermique permet de limiter la lésion aux seuls points où il est appliqué. Sur les bords du sillon qu'il a tracé, à peine voit-on un mince liséré rouge; jamais on n'y rencontre de phlyctènes, jamais la peau n'est racornie ni froncée ; l'apparence est plutôt celle d'une incision que d'une brûlure.

Le thermo-cautère est donc l'agent essentiel de l'opération préconisée par M. Cusco. Notre maître, pourtant, avant l'invention de ce précieux instrument avait déjà pratiqué des cautérisations linéaires à l'aide du galvano-cautère. M. T. Piéchaud, interne dans son service en 1876, et M. le Dr Piéchaud ont bien voulu nous communiquer plusieurs cas de blépharospasme ou d'entropion guéris par cette opération. Nous les publierons en même temps que les nôtres : si le manuel opératoire est un peu différent, la méthode en elle-même reste identique, et les résultats sont toujours aussi satisfaisants. Les observations suivantes en font foi ; une seule en effet mentionne un succès incomplet (Obs. X).

OBSERVATION I. — Cécile L..., âgé de 16 ans, entre à l'Hôtel-Dieu le 1er février 1877 (salle Saint-Paul, lit nº 21). Cette jeune fille, qui présente tous les attributs de la scrofule, est soignée pendant deux mois et demi pour une kérato-conjonctivite double. Malgré d'assez courts intervalles d'amélioration, l'affection résiste à tous les modes de traitement (collyres astringents, occlusion prolongée des yeux, médicaments toniques, etc.), elle s'aggrave même ; la cornée droite se perfore pendant que la gauche s'opacifie.

Vers le mois d'avril, les symptômes les plus pénibles pour la malade semblent redoubler : photophobie, blépharospasme, larmoiement. Le 10 avril, M. Cusco pratique la cautérisation linéaire, suivant la méthode indiquée. La malade éternue fortement au moment où la partie interne des paupières supérieures est intéressée par la brûlure.

Du 11 au 20, le gonflement œdémateux des paupières, d'abord assez considérable et d'un aspect érysipélateux, disparaît peu à peu. La photophobie et le spasme ont persisté pendant deux jours après l'opération, puis ont rapidement disparu. Il n'y a plus le moindre larmoiement.

La malade sort le 4 mai ; la guérison du blépharospasme a suffi pour que les phénomènes aigus de l'inflammation conjonctivale disparaissent d'eux-mêmes : toute injection vasculaire de l'œil est effacée.

Obs. II. — Le nommé L... (Emile), âgé de 16 ans, entre à l'Hôtel-Dieu, salle Sainte-Marthe, le 5 avril 1877, n° 24.

Ce malade présente une kérato-conjonctivite double chronique, avec photophobie extrême et par là même un spasme des paupières tel que les cils se renversent en dedans et frottent continuellement contre le globe de l'œil ; les larmes s'écoulent le long des joues, et il accuse une sensation continuelle de graviers dans l'œil.

Cette affection, au dire du malade, remonterait à cinq ans ; il aurait, à l'âge de 10 ans, contracté une ophthalmie à l'école et aurait été soigné à l'hôpital des Enfants.

Sorti à peu près guéri, il a eu promptement une récidive et toujours du spasme des paupières et de la photophobie ; il a, depuis, couru les diverses cliniques ophthalmologiques, et nous arrive enfin dans l'état que nous avons exposé.

Il est soumis pendant dix jours à l'action du bromure de potassium (2 gr. par jour), avec application de compresses imbibées d'eau de sureau sur les yeux.

Le 15 avril, aucune amélioration ne s'étant produite, M. Cusco se décide à lui pratiquer la cautérisation linéaire des paupières, avec le thermo-cautère Paquelin.

Le 16. Gonflement assez fort des paupières.

Le 17. Le gonflement a diminué, la photophobie a disparu, le malade peut entr'ouvrir les yeux.

Le 21. L'état inflammatoire a disparu, les deux raies de feu se sont débarrassées de leurs eschares et la cicatrisation a lieu, on traite dès lors la kérato-conjonctivite qui a déjà diminué par le moyen usité et le malade sort guéri le 30 avril.

Obs III. — La nommée B..., âgée de 45 ans, entre le 4 juin 1877 dans la salle Saint-Paul, n° 17.

Cette femme, qui n'a jamais eu de maladie grave, présente une iritis à droite, avec injection périkératique très-vive, conjonctivite, blépharospasme et écoulement des larmes sur la joue, ce qui rend l'examen de l'œil assez difficile ; la chambre antérieure est un peu nuageuse, on arrive cependant à voir que la pupille est inégale et offre quelques synéchies postérieures.

Elle a de plus les dents en très-mauvais état, nombreux chicots sur la mâchoire supérieure et sur la mâchoire inférieure et, en outre, gingivite.

M. Cusco, insistant toujours sur l'influence que la dentition exerce sur les ophthalmies, combat la gingivite et prescrit l'extraction des chicots, en même temps qu'on instille quelques gouttes d'atropine dans l'œil.

On guérit la gingivite, on arrache quatre racines cariées atteintes de périostite alvéolo-dentaire ; on applique deux ventouses sur la tempe correspondante à l'œil malade ; on fait des frictions sur la région sus-orbitaire avec l'onguent napolitain belladoné.

Malgré tout cela, le blépharospasme et la photophobie sont aussi forts qu'au début, et s'accompagnent de douleurs sous et intra-orbitaires très-vives qui résistent même à des injections sous-cutanées de morphine, et l'iritis fait peu ou pas de progrès.

Le 27 juin. M. Cusco se décide à pratiquer la cautérisation linéaire des paupières sur l'œil droit seulement.

Le lendemain, la douleur a déjà disparue, le larmoiement a même diminué.

4 juillet. L'œdème inflammatoire de la paupière a cessé, la cicatrisation est à peu complète, il n'y a plus ni spasme ni photophobie mais l'iritis persiste.

Le 11. L'emploi des pilules de Sédillot a procuré un mieux sensible.

Le 23. Après une nouvelle poussée de gingivite qu'on a pu guérir, la malade sort du service ne conservant de son affection que les synéchies postérieures.

Obs. IV. — La nommée D... (Louise), âgée de 39 ans, entre le 31 mai dans la salle Saint-Paul, n° 18.

Cette malade a eu, il y a plusieurs années, des conjonctivites rebelles et de la blépharite qui a causé la chute de la plupart des cils, ceux qui restent sont mal plantés et plusieurs viennent frôler la cornée et la conjonctive, de là irritation incessante qui provoque des clignements continuels et du spasme des paupières, en même temps qu'il s'est développé depuis quelques jours un peu de kérato-conjonctivite.

Elle a été déjà traitée par plusieurs ophthalmologistes.

7 juin. M. Cusco lui pratique la cautérisation aux deux yeux. Le soir, pas de réaction.

Le 8. Très-peu de gonflement.

Le 11. Le peu d'inflammation qui a suivi la cautérisation a cessé.

Le 20. Les cils sont assez redressés pour qu'aucun d'eux ne touche plus les cornées qui deviennent très-claires, la conjonctivite a aussi disparu.

Le 23. La malade sort complètement guérie, les yeux sont en parfait état.

Obs. V. — G..., marin américain, vient se faire traiter à l'Hôtel-Dieu (salle Sainte-Marthe, n° 28), d'une kérato-conjonctivite double dont il souffre depuis vingt mois. Cette affection ne cède à aucune des médications dirigées contre elle (sangsues aux deux tempes, scarification des conjonctives, bromure de potassium à l'intérieur). Malgré ces traitements variés, malgré l'extraction des dents cariées que porte le malade, la photophobie conserve son intensité, le larmoiement, le blépharospasme ne cèdent pas, spécialement du côté de l'œil gauche.

Le 22 mai. M. Cusco cautérise les deux paupières gauches. Dès le lendemain, la photophobie diminue, le spasme cède, la douleur disparaît, la tuméfaction assez notable à la paupière supérieure existe à peine sur l'inférieure. Dès le 28 mai, tous les troubles fonctionnels dépendant des paupières gauches ont cessé de fatiguer le malade. L'état de la cornée et de la conjonctive s'est spontanément amélioré. Bientôt l'œil droit, primitivement moins intéressé que le gauche, se trouve au contraire le plus compromis. Mais G... réclame sa sortie de l'hôpital et l'observation ne peut être suivie à partir de ce moment (14 juin).

Obs. VI. — Eugène C..., 26 ans, tailleur.

Depuis longtemps, ce malade a eu de nombreuses conjonctivites, des kératites. Plusieurs moyens ont été essayés pour combattre le trichiasis et l'entropion, consécutifs à ces affections ; on n'a jamais obtenu que des améliorations passagères.

A son entrée, le malade présente avec des granulations sur les paupières inférieures une photophobie et un blépharospasme intenses (30 novembre 1877).

Le 7 décembre. Cautérisation linéaire des paupières.

Le 8. Le spasme de l'orbiculaire a déjà cédé ; le gonflement est modéré et l'œil peut s'ouvrir presque librement.

Du 9 au 12. Le gonflement disparaît, il ne reste plus alors qu'une mince croûte qui se détache peu à peu et au-dessous de laquelle la petite ligne cicatricielle est déjà formée.

Obs. VII. *Kérato-conjonctivite double, scrofuleuse. Blépharospasme.*
(Communiquée par M. T. Piéchaud.)

Albert J..., âgé de 15 ans et demi, entre dans le service de M. Cusco (mars 1876) ; il est atteint d'une ophthalmie double très-intense.

A plusieurs reprises, depuis longtemps, ce jeune homme, qui est manifestement scrofuleux, a présenté des accidents de kérato-conjonctivite.

Lorsqu'il se présente à l'Hôtel-Dieu pour y être admis, on constate sur les deux cornées, avec des taies anciennes, des ulcérations récentes assez étendues, il existe un cercle périkératique très-injecté, les cercles des sacs conjonctivaux sont rouges et boursouflés. Photophobie intense et blépharospasme ne permettant d'écarter qu'avec la plus grande difficulté les paupières qui se renversent aussitôt.

Il n'y a pas à vrai dire d'entropion et il n'y en a jamais eu.

Le traitement suivant est institué : médication antiscrofuleuse générale, puis : purgatifs salins, instillations d'atropine, sangsues à l'angle externe des yeux.

Aucune amélioration n'étant constatée au bout de dix jours, mais au contraire l'état des cornées devenant de plus en plus mauvais, M. Cusco cautérise la surface cutanée des paupières avec le galvanocautère : une seule traînée de feu est pratiquée transversalement d'un angle à l'autre, au centre, sur chaque paupière. En promenant légèrement l'aiguille de platine, la brûlure est peu profonde.

Après l'opération, le jour même et les suivants, il n'y a point de gonflement plus grand des paupières, mais seulement un peu de suppuration sur les brûlures.

Sans que dans ce cas l'amélioration ait été immédiate, c'est à partir du moment où la cautérisation a été employée que la guérison a fait peu à peu du progrès et que le blépharospasme a beaucoup diminué.

Lorsque le malade, vingt jours après, sort de l'Hôtel-Dieu, il ne reste plus à la place des brûlures qu'une cicatrice à peine visible cachée dans les plis de la peau, et l'état des cornées est assez bon pour qu'on n'ait pas à craindre d'accidents sérieux.

Nous n'avons pas revu le malade à son retour de Vincennes.

Obs. VIII. — *Ophthalmie chronique double avec granulations. Blépharospasme.* (Communiquée par M. T. Piéchaud.)

Materne J..., âgé de 20 ans, est admis salle Sainte-Marthe, le 6 juin 1875, à l'Hôtel-Dieu.

Il a eu de fréquentes ophthalmies scrofuleuses pour lesquelles il n'a cessé, depuis sept ou huit ans, de recevoir des soins.

A plusieurs reprises on a dû, pour éviter les douleurs qu'occasionnait le renversement des paupières, arracher les cils, mais la persistance de la contracture de l'orbiculaire et l'ophthalmie ne cèdent que bien rarement devant le traitement employé, qui consiste en cautérisations.

Lorsque le malade est admis dans le service de M. Cusco, ses conjonctives présentent de nombreuses granulations ; sur les cornées il y a des taies étendues et des vaisseaux développés tout autour s'avançant jusque sur elles.

Le sulfate de cuivre, uni à la section des vaisseaux cornéens l'ablation des cils, ne produisent, après plusieurs mois, que de bien faibles résultats.

C'est à la cautérisation des paupières par le galvano-cautère qu'appartient une vraie amélioration.

Vu l'état différent des deux yeux, à gauche l'aiguille de platine est promenée transversalement, suivant une seule ligne sur les deux paupières ; à droite la paupière inférieure seule est touchée.

La guérison des brûlures a été rapide et sans le moindre accident ; cicatrice insaisissable et cachée dans les plis cutanés.

Le malade, que nous avons pu suivre encore pendant quelque temps, nous assure avoir éprouvé un grand soulagement après l'opération ; il est toujours affligé de ses granulations, mais les cils ne viennent plus frotter péniblement contre les cornées.

Depuis son départ de l'Hôtel-Dieu nous ne l'avons plus revu.

OBS. IX. — *Entropion double*. (Communiquée par M. T. Piéchaud.)

Infirmière à l'Hôtel-Dieu, âgée de 25 ans, est atteinte de léger entropion double consécutif à des ophthalmies anciennes, traitées par la cautérisation fréquente.

Les ophthalmies scrofuleuses dont, à plusieurs reprises, a été atteinte cette jeune fille, ont laissé quelques traces sur les cornées, et des brides conjonctivales partant du cul-de-sac inférieur indiquent l'intensité des poussées inflammatoires comme l'énergie des moyens employés. Il en est résulté pour les deux yeux un entropion assez marqué : les cils des deux côtés sont rares, mais ceux qui existent encore, si petits qu'ils soient, irritent encore les cornées et provoquent souvent de la douleur et du larmoiement.

M. Cusco pratique des deux côtés une cautérisation qu'il rend à dessein profonde en promenant assez lentement l'aiguille de platine sur la peau.

Les suites de cette petite opération ont été des plus simples : suppuration légère, cicatrice invisible. Résultat excellent : l'entropion est corrigé.

OBS. X. — Communiquée par M. le Dr Piéchaud.

Madame X..., concierge, a été traitée pendant de longues années pour des granulations palpébrales. Les culs-de-sac palpébraux supérieurs présentent les traces de nombreuses cicatrisations, et çà et là se montrent des replis de la conjonctive ayant une direction verticale, lorsqu'on pratique l'éversion de l'une ou de l'autre paupière.

Des brides cicatricielles tiraillent les paupières. Culs-de-sac palpé-braux diminués de profondeur.

Les bords libres des paupières inférieures sont normaux. Ceux d'en haut sont hypertrophiés et pourvus dans toute leur étendue d'une double rangée de cils (distichiasis).

Depuis sept ou huit ans la malade a l'habitude de se faire épiler chaque semaine. Ses yeux sont continuellement le siége d'inflamma-tions diverses : phlyctènes de la conjonctive, kératite, etc.

Au moment de l'intervention chirurgicale (mars 1876), il existe, en même temps qu'une kératite peu intense, de la photophobie et du blépharospasme.

Une raie de feu avec un fil du galvano-cautère est pratiquée sur chaque paupière, à 1 centimètre du bord libre.

Le blépharospasme a disparu après deux ou trois jours. Il y a un redressement du bord libre, et l'amélioration est notable. Toutefois cette opération ne peut pas être considérée comme définitive, car, de nouveau, les cils un moment relevés ont repris une direction vi-cieuse et frottent sur le globe oculaire.

Obs. XI. — Communiquée par M. le Dr Piéchaud.

M. X..., 55 ans, sans profession, est atteint depuis six ans d'en-tropion aux deux paupières supérieures. Replis cutanés nombreux des paupières. Le repli inférieur recouvre presque complètement les cils et les empêche de prendre leur direction naturelle. En outre, par suite de cautérisations faites autrefois pour remédier à des conjonctivites granuleuses, il y a une légère inversion de chaque paupière supérieure (entropion).

Pour guérir le trichiasis qui a été la conséquence d'états inflam-matoires répétés, on fait, parallèlement au bord libre de chaque paupière, une raie de feu, au moyen du galvano-cautère. Compresses d'eau fraîche après l'opération. Point de pansement. Formation d'une large croûte. La cicatrisation est complète au bout de huit jours. Les paupières sont notablement redressées, les plis cutanés ont en partie disparu ; les cils tendent à reprendre leur direction normale et ne touchent plus le globe oculaire dans les mouvements d'occlusion.

L'analyse des observations qui précèdent permet d'établir les faits suivants. Le spasme de l'orbiculaire était, dans tous les cas que nous avons cités, une complication de date ancienne contre laquelle avaient échoué tous les procédés classiques de traitement. En effet, plusieurs fois, les malades avaient été déjà traités par d'autres chirurgiens ; dans d'autres circonstances, ils n'ont été soignés qu'à l'Hôtel-Dieu, mais M. Cusco ne leur a pratiqué la cautérisation linéaire qu'après avoir essayé pendant quelque temps des moyens moins héroïques.

L'état de la dentition était soigneusement examiné, les dents cariées étaient extraites, on attendait que la gingivite, si elle existait, fût guérie, en un mot toute cause d'irritation réflexe du côté du trijumeau était écartée.

Les inflammations oculaires étaient combattues, enfin, le spasme lui-même était directement attaqué par le bromure de potassium, et c'est seulement quand tout moyen avait échoué, quand toute thérapeutique avait été démontrée insuffisante ou impuissante, que M. Cusco se décidait à cautériser les paupières.

Ce premier point est nécessaire à établir pour montrer que nous avons eu affaire à des cas rebelles et non à des blépharospasmes que la première médication venue ou peut-être l'expectation seule auraient suffi à guérir.

Voyons maintenant les résultats de l'opération.

Au réveil du sommeil anesthésique, le malade ressent aux points cautérisés, une légère cuisson qui disparaît rapidement. Au bout de quelques heures, un gonflement plus ou moins considérable se produit dans les paupières, mais déjà cette sensation pénible que détermine la contraction exagérée de l'orbiculaire, n'existe plus ; la douleur a disparu.

Dès le lendemain ou le surlendemain, si la tuméfaction est modérée, on peut écarter les paupières, la lumière vient frapper la cornée, et, contre son habitude, le malade ne réagit pas à cette excitation en fermant l'œil brusquement.

En outre, même dans le cas d'entropion invétéré ou de trichiasis ancien, on voit que les cils reviennent déjà à leur direction naturelle et que les paupières, au lieu de présenter la forme en rouleau qu'elles avaient auparavant, sont redressées et ont presque repris leur aspect normal.

A quelle cause attribuer ce rapide résultat ? ce ne peut être encore à la rétraction cicatricielle, mais simplement à la disparition du spasme et de la photophobie.

Il est sans doute difficile d'expliquer ce fait, mais si l'on se rappelle que quelques succès ont été obtenus par la compression ou la section de certains filets du trijumeau et en particulier du sus-orbitaire, on sera peut-être porté à admettre que l'action de la brûlure sur les nerfs sensitifs de la paupière n'est pas étrangère à ces résultats.

La tuméfaction œdémateuse des paupières dure en moyenne

de quatre à six jours, puis s'efface peu à peu, une mince eschare se détache le long du trajet suivi par le thermo-cautère, et au bout d'une semaine c'est à peine si les bords ciliaires sont encore rouges et gonflés.

L'épiphora du début a complètement cessé.

Une petite ligne blanchâtre, perdue dans les plis cutanés, sera avant peu la seule trace de l'opération, encore pour la voir sera-t-on obligé d'étaler la paupière comme au moment de la cautérisation, c'est-à-dire que le malade aura été délivré du blépharospasme sans être le moins du monde défiguré pour prix de sa guérison. La cicatrice, sans être étendue, n'en est pas moins suffisante pour remédier aux rétractions fibreuses qui maintenaient l'entropion.

On peut alors traiter directement l'œil malade que cachaient les paupières contracturées et que la cessation du spasme de l'orbiculaire a déjà considérablement amélioré; mais il n'entre pas dans notre sujet de poursuivre plus loin, ajoutons seulement que le spasme est définitivement vaincu et qu'il ne s'agit pas de succès temporaires, presque aussi vite annulés qu'obtenus. Plusieurs des malades qui font le sujet de nos observations ont été revus longtemps après l'opération ; la guérison persistait toujours.

L'opération de M. Cusco répond donc à la double indication de combattre la contracture musculaire et la rétraction cicatricielle.

Une simple ligne de feu suffit dans des cas où quelques chirurgiens n'ont pas trouvé d'autre moyen de vaincre la résistance de l'orbiculaire que de le sectionner ; elle suffit encore dans des cas où les paupières renversées n'étaient redressées que par des opérations sanglantes ou par des cautérisations répétées et douloureuses. C'est là surtout ce qui distingue la pratique nouvelle de celle des anciens; ceux-ci, en effet, n'appliquaient le feu qu'aux entropions cicatriciels pour opposer, au moment de la guérison, rétraction à rétraction, cicatrice à cicatrice ; tandis que tout en recherchant ce résultat favorable, mais tardif, M. Cusco attaque et fait disparaître le spasme, la photophobie et la douleur.